AF468903

CONTRIBUTION A L'ETUDE

DE LA

BRONCHO-PNEUMONIE SYPHILITIQUE

DU FŒTUS & DU NOUVEAU-NÉ

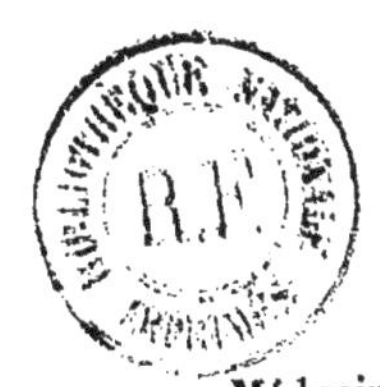

PAR

F. BALZER
Médecin de l'hopital de Lourcine

ET

A. GRANDHOMME
Interne des hôpitaux

PARIS
G. STEINHEIL, ÉDITEUR
2, RUE CASIMIR-DELAVIGNE, 2

1887

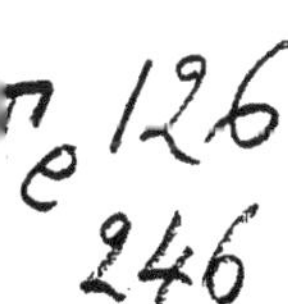

CONTRIBUTION A L'ÉTUDE

DE LA

BRONCHO-PNEUMONIE SYPHILITIQUE

DU FŒTUS & DU NOUVEAU-NÉ

La syphilis pulmonaire, malgré certaines obscurités, est aujourd'hui bien connue. Son histoire s'est édifiée lentement, pierre par pierre, pour ainsi dire, ce qui s'explique facilement si l'on considère la rareté des faits caractéristiques chez l'adulte. C'est surtout aux travaux de Virchow, Cornil, Lancereaux, Landrieux, Fournier, Wagner, Colomiatti, Malassez, etc., que l'on doit les progrès qui ont établi nos connaissances sur des bases précises. L'ouvrage de Pancritius (1881) (1) en Allemagne, les thèses de Carlier (1882) et de Jacquin (1884), l'article de G. Homolle (2), celui de MM. Germain Sée et Talamon (3) résument les nombreux travaux qui ont paru sur la matière.

Chez le fœtus et le nouveau-né, les lésions syphilitiques du poumon, beaucoup plus fréquentes que chez l'adulte, n'ont été bien mises en évidence que par Depaul (1851) (4). Elles ont inspiré depuis de nombreux et remarquables travaux parmi lesquels il faut surtout citer ceux de Lebert, Robin et Lorain, Forster, Ranvier, Virchow, Cornil, Lancereaux, Daniel Mollière (5), Parrot (6). Ce sont surtout ces derniers auteurs qui ont

---

(1) Pancritius. Ueber Lungen-Syphilis, 1881.

(2) G. Homolle. *Dict. de Méd. et de Chir. pratiques*. Art. *Syphilis*, p. et suiv.

(3) Germain Sée. *Maladies spécifiques du poumon*. 1886.

(4) Depaul, *Bull. de l'Acad. de Médecine*, t. XVII, p. 503.

(5) Daniel Mollière. Observations de syphilis congénitale (*Annales de Dermatologie*, 1870, t. II.)

(6) Parrot, La syphilis héréditaire et le rachitis. Paris, 1886.

cherché à synthétiser l'étude de la syphilis pulmonaire du fœtus et du nouveau-né. Il y a peu de chose à ajouter à leurs conclusions et c'est sur elles que nous nous sommes efforcés d'étayer nos propres recherches.

Nous avons pu dans le cours de cette année faire quelques autopsies de mort-nés syphilitiques à l'hôpital de Lourcine, dans le service de M. Pozzi. Nous tenons à le remercier tout d'abord de sa libérale obligeance, grâce à laquelle nous avons pu entreprendre le travail de contrôle et les observations nouvelles que nous publions aujourd'hui.

Tout incomplets qu'ils soient encore, nous croyons cependant pouvoir dès à présent donner ces premiers résultats. Le hasard, en effet, nous a favorisés en mettant sous nos yeux des lésions très remarquables de la syphilis du poumon et telles que nous aurions pu faire de nombreuses autopsies avant de les retrouver aussi nettement accusées.

Nos autopsies sont au nombre de dix. Nous croyons pouvoir grouper sous le titre de *broncho-pneumonies* syphilitiques déjà employé par MM. Homolle, Carlier, etc..., les lésions que nous allons décrire. La plupart des auteurs n'adoptent pas franchement le terme de broncho-pneumonie à propos de la syphilis pulmonaire : les noms de *pneumonie*, *pneumonie interstitielle*, *pneumonie lobulaire* ou même *pneumopathies* se trouvent plus fréquemment dans leurs écrits. Cette réserve s'explique facilement si l'on se rappelle que la doctrine de la spécificité des lésions, détrônée aujourd'hui par la doctrine de la spécificité des causes, régnait sans partage il y a encore peu de temps. Le processus syphilitique était mis à part, et ne pouvait être confondu avec les inflammations : les productions syphilitiques étaient plus volontiers rapprochées des tumeurs et classées avec elles. Aujourd'hui les lésions syphilitiques, produites comme les autres inflammations par des microbes, ne nous paraissent conserver de caractères spécifiques que dans leur évolution. En ce qui concerne le poumon, les pneumonies syphilitiques rentrent dans le groupe des broncho-pneumonies, au même titre que les pneumonies secondaires des maladies infectieuses à évolution aiguë, comme la rougeole ou à évolution chronique, comme la tuberculose.

Suivant l'acuité ou l'ancienneté du processus, la syphilis réalise chez le fœtus les principales formes de broncho-pneumonie. Ici comme pour les broncho-pneumonies des autres maladies infectieuses, la syphilis nous montre des lésions différant d'aspect suivant le degré d'intensité et de chronicité, et aussi suivant la localisation prédominante sur les bronches ou sur le parenchyme pulmonaire.

Nous distinguerons donc :

1° Les *broncho-pneumonies récentes ou peu intenses.* Cette classe comprend les faits avec congestion pulmonaire ou splénisation. Elle comprend aussi les faits dans lesquels les lésions ne sont pas apparentes à l'examen macroscopique.

2° *Broncho-pneumonies à noyaux disséminés ou agglomérés en bande verticale* (forme pseudo-lobaire) à la partie postérieure des poumons. Cette variété correspond pour les lésions à la forme subaiguë de la broncho-pneumonie des autres maladies infectieuses. Elle se confond insensiblement avec le type suivant.

3° *Broncho-pneumonies avec hépatisation blanche sans dilatation des bronches*, correspondant à la *carnisation* des autres broncho-pneumonies. Cette hépatisation pseudo-lobaire ou en noyaux disséminés peut aboutir à la dégénérescence fibro-caséeuse ou gommeuse.

4° *Broncho-pneumonies avec dilatation des bronches.*

I. — BRONCHO-PNEUMONIES RÉCENTES OU PEU INTENSES.

1° *Faits sans lésions broncho-pneumoniques apparentes.* 2° *Faits avec congestion pulmonaire; spléno-pneumonie.*

L'histoire de ces faits mériterait des développements plus amples que ceux que nous pouvons donner. Nous nous sommes heurtés aux difficultés signalées par M. Cornil et qui tiennent aux incertitudes où nous sommes au sujet de l'état normal des poumons du fœtus. Il y a là cependant, nous pouvons le dire, une catégorie de faits très nombreux : les poumons du nouveau-né ou du fœtus syphilitique, souvent sains en apparence, présentent à l'examen microscopique des lésions plus ou moins importantes. Nous avons observé des cas dans lesquels le poumon paraissait normal, d'autres cas dans lesquels on ne voyait que de la congestion diffuse; les poumons présentent souvent cette couleur violette ou hortensia signalée par Parrot et par la plupart des auteurs. C'est là de la splénisation, comme va le démontrer l'examen microscopique. Le terme de *spléno-pneumonie* adopté par M. Joffroy (1), pour désigner les broncho-pneumonies dans lesquelles prédomine la congestion avec desquamation des épithéliums nous paraît convenir parfaitement à cette catégorie de faits.

Obs. I. — Tricot (Marie), 22 ans, domestique, bonne santé habituelle, bien réglée. Le début de la syphilis a eu lieu en même temps que celui de la grossesse; au deuxième mois, apparition des premières plaques muqueuses vulvaires, céphalalgie, alopécie, syphilides maculeuses et papuleuses. Elle n'a suivi de traitement interne qu'au mois de juillet (sirop de Gibert). Accouchement le 22 septembre : enfant mort-né, un peu macéré ; il n'y avait plus de mouvements depuis huit jours environ. *Autopsie*: Pas de lésions cutanées ; cordon violacé, volumineux. dur. Poumons : coloration bleuâtre à l'extérieur, ecchymoses nombreuses aux bords postérieurs des deux poumons ; sur la coupe, congestion intense, aspect de la splénisation, foyers hémorrhagiques superficiels, foyers profonds plus vastes, diffus. Cœur sain en apparence ; rate, reins, id. Foie très volumineux et dur, coloration pierre à fusil très caractéristique. — A l'examen microscopique, les bronches présentent une infiltration plus ou moins abondante de cellules embryonnaires dans l'épaisseur de leurs parois, infiltration qui, comme l'a vu M. Daniel Mollière, s'étend aussi aux parois des alvéoles les plus voisins. Notons en passant que ces altérations des bronchioles et des alvéoles circonvoisins survenant souvent de très bonne heure établissent une différence entre la syphilis du fœtus et

(1) A. Joffroy. Des différentes formes de la broncho-pneumonie. Th. d'agrégation, 1880.

celle de l'adulte. Ainsi que l'a noté Brissaud (1), l'inflammation plus lent chez celui-ci reste plus longtemps cantonnée autour des vaisseaux et atteint plus tardivement les parois alvéolaires.

Ailleurs les alvéoles sont normaux : il en est de même pour les parois des gros vaisseaux et le tissu conjonctif interlobulaire. Mais il faut signaler ici des altérations des épithéliums des bronchioles et des alvéoles ; il y a eu desquamation assez abondante et on trouve des masses épithéliales assez considérables parfois. Cette desquamation épithéliale, semblable à celle de la splénisation des broncho-pneumonies ordinaires, accompagne ici de même une congestion très vive dont témoignent beaucoup de petites hémorrhagies intra-alvéolaires et intrabronchiques. Ces infiltrations sanguines sont très étendues, elles se retrouvent aussi dans les parois des vaisseaux et dans le tissu conjonctif de la périphérie des lobules.

En résumé, broncho-pneumonie encore récente, c'est-à-dire, bronchite avec pneumonie desquamative, congestion intense avec hémorrhagies, telles sont les lésions que nous offre ce cas à l'examen microscopique.

Nous signalerons ici encore la présence de *micrococques* très petits que nous trouvons en quantité considérable dans les parois vasculaires et bronchiques, dans le sang épanché, dans l'intérieur des alvéoles, dans l'épaisseur des cellules ou bien libres et quelquefois en amas zoogléiques. Nous ne ferons que signaler la présence de ces micrococques que l'hématoxyline colore assez bien, sans tirer aucune conclusion. Nous les retrouvons, en effet, plus ou moins nombreux dans tous les cas, mais nous rappelons qu'il s'agit ici de fœtus mort-nés et dont l'autopsie est faite vingt-quatre heures après la mort.

Obs. II. — Guérin, 21 ans. Premières plaques muqueuses en février 1886 : traitement à partir de ce moment. Accouchement à terme le 19 août, présentation du siège ; pas de mouvements depuis huit jours. L'enfant était mort, mais non macéré. — *Autopsie* : Cœur, reins, foie, rate, sains en apparence. Poumons, coloration d'un violet foncé à la surface et sur la coupe, aspect de la splénisation.

(1) Brissaud. *Progrès médical* (20 janvier 1883).

Obs. III. — Vacaresse, 24 ans. 1re grossesse à terme, enfant vivant. Syphilis au début de la 2e grossesse. Le traitement a été suivi d'une façon assez régulière (pilules, sirop de Gibert). Elle a encore des plaques vulvaires au moment de l'accouchement qui a lieu le 7 septembre 1886. Fœtus macéré et un peu putréfié. Cordon volumineux et dur, infiltré de matière caséeuse à son insertion : placenta grisâtre avec nodules d'apparence gommeuse. Cœur, rate, reins d'apparence normale. Foie, grains blancs très petits à la surface et sur la coupe. Poumons un peu congestionnés, en apparence normaux.

Obs. IV. — Chabert (Clémentine). Accouchement au 9e mois. Enfant mort-né. Les premiers accidents syphilitiques remarqués (plaques muqueuses vulvaires) remontent à un mois et persistent actuellement. — Le début de la maladie ne peut être fixé exactement. Pas de traitement spécifique. — Aucun renseignement sur la date probable de la mort du fœtus.

A l'autopsie. Pas de macération, — pas de lésion syphilitique cutanée. — Cœur, foie, reins normaux en apparence, sérosité sanguinolente dans le péritoine.

Poumons bleuâtres, ne surnagent pas. — Congestion assez intense, à la coupe. — Dans les plèvres, un peu de sérosité sanguinolente.

Nous ne croyons pas devoir répéter pour ces faits les détails de l'examen histologique. Il a montré les mêmes altérations que dans la première observation, bronchite avec pneumonie desquamative, congestion intense, mais pas d'hémorrhagies, sauf dans la IVe observation, où l'on retrouve des infiltrations sanguines diffuses comme dans la 1re.

Ces observations, que nous pourrions multiplier, montrent à leur minimum les lésions pulmonaires des nouveau-nés syphilitiques. Bronchite, desquamation épithéliale dans les alvéoles comme dans les bronches, congestion plus ou moins intense, quelquefois hémorrhagies, telles sont en deux mots les altérations que nous montre le microscope. Elles ont été bien vues par M. Daniel Mollière qui les considère avec raison, comme caractérisant la première phase de la syphilis pulmonaire congénitale.

Il faut y ajouter, comme lésions communes à tous les cas, les modifications survenues dans les tuniques externe et interne des vaisseaux dont les noyaux sont presque partout en prolifération manifeste, et en outre peut-être les altérations du sang. Nous remarquons, en effet, un très grand nombre de globules blancs dans les vaisseaux congestionnés : cet état de leucocytose que les recherches de Willebouchewitch ont fait connaître au début de la syphilis de l'adulte, nous a paru constant. Ces diverses particularités, jointes à la gêne circulatoire, expliquent suffisamment la fréquence des hémorrhagies que nous avons observées dans presque tous les cas.

L'examen microscopique, dans les cas sans lésions apparentes, est indispensable, sinon l'on serait exposé à méconnaître assez souvent l'intervention de la syphilis. Cela nous a paru vrai, non seulement pour le poumon, mais aussi pour les autres organes. Dans les cas où la syphilis est ignorée ou dissimulée, il faut être prévenu de ces faits, si l'on tient à reconnaître la véritable cause de certains avortements ou de la mort des fœtus.

II. — Broncho-pneumonies subaigues a noyaux disséminés ou agglomérés en bande verticale a la partie postérieure des poumons.

Le fait que nous allons maintenant rapporter se rapproche davantage du type habituel de la broncho-pneumonie. Ces ressemblances sont manifestes aussi bien pour les lésions macroscopiques que pour l'analyse histologique.

Obs. V.— Fabre (Marie), 22 ans. Accouchement dans le 9e mois de la grossesse. Enfant mort-né.

Les accidents syphilitiques ont débuté en octobre 1884. La malade a déjà fait deux séjours à Lourcine et suivi le traitement spécifique dès le début de sa maladie, depuis elle ne s'est pas soignée très régulièrement, et à plusieurs reprises elle a présenté des manifestations de syphilis secondaire. Actuellement elle ne présente pas de syphilides. Elle est dans le 9e mois de sa grossesse : depuis deux ou trois jours les mouvements du fœtus sont à peine perçus. Dès hier elle a perdu une certaine quantité de liquide amniotique qui s'écoule encore un peu aujourd'hui. Elle accouche pendant la nuit.

L'enfant est grêle, chétif et présente à la surface du corps de nombreuses syphilides bulleuses, ainsi qu'un dépôt blanchâtre pulvérulent au niveau des commissures labiales. Pas de vagissements au moment de la naissance. Quelques inspirations rares, profondes, pendant un quart d'heure à peine.

A l'autopsie, le cœur, le foie, la rate et les reins sont sains en apparence, de même que le péritoine. Les poumons crépitent peu ; des fragments jetés dans l'eau surnagent. On remarque des régions rosées ou légèrement rougeâtres, disposées en bandes, à la partie postérieure des poumons : l'induration n'est pas très accusée ; la surface de section est lisse, il y a splénisation évidente d'un certain nombre de groupes de lobules et cela dans les deux poumons. Cette splénisation s'accompagne de peu de congestion ; il y a en beaucoup de points indurés à peine un léger changement de coloration. On ne trouve d'atélectasie vraie qu'en un seul point sur le bord d'un lobe.

Ce fait correspond tout à fait à la description donnée par Parrot des poumons d'enfants ayant déjà respiré. Toutefois l'éminent professeur paraît avoir plus fréquement observé des cas dans lesquels les lésions étaient déjà plus avancées et aboutissaient à la transformation caséeuse ou fibro-caséeuse.

L'examen microscopique nous montre ici des altérations évidemment récentes qui ont dû se développer assez rapidement et qui sont comparables à celles des broncho-pneumonies subaiguës des autres maladies infectieuses.

Durcissement par l'alcoól, coloration des coupes par le picro-carmin ou l'hématoxyline de Renaut. On voit à un faible grossissement (n° 2 de Verick) que toutes les parties du lobule sont lésées; cependant les altérations, malgré cette diffusion, présentent des localisations qui ne peuvent être comparées qu'à celles de la broncho-pneumonie. On a même sous les yeux, dans les points les moins altérés, des aspects absolument semblables à ceux que l'on peut observer dans les broncho-pneumonies les plus typiques. Ici, à vrai dire, il n'y a pas de nodules péribronchiques formés par une couronne d'alvéoles remplis d'exsudats fibrino-leucocytiques et enveloppant la coupe de la bronche et de son vaisseau; mais l'envahissement des tuniques de la bronche par les cellules embryonnaires, son épaisseur doublée ou triplée, et de plus la prédominance des altérations dans le voisinage, reproduisent des aspects qui rappellent la péribronchite qu'on observe dans les broncho-pneumonies de diverses provenances. L'abondance des éléments embryonnaires, leur coloration vive sous l'influence du carmin contraste avec les colorations plus effacées des parties voisines : là prédomine la pneumonie desquamative, les alvéoles sont remplis de cellules détachées de la paroi, et qui se colorent principalement en jaune. Somme toute, nous le répétons, l'aspect général dans ces points les moins altérés est à peu près identique à celui qui a été décrit par M. Charcot dans la broncho-pneumonie aiguë et subaiguë.

Tels sont les premiers renseignements que nous fournit l'examen des lésions à un faible grossissement; ils nous paraissent importants, parce qu'ils sont en parfaite concordance avec les résultats de l'examen macroscopique et concluent de même à des lésions broncho-pneumoniques. Il faut ajouter d'autres particularités à cet examen préliminaire, savoir : l'épaississement des cloisons conjonctives périlobulaires et de la plèvre, l'épaississement parfois considérable des parois alvéolaires et vasculaires, la congestion et la dilatation des vaisseaux.

A un grossissement plus fort (n°s 6 et 8 de Verick), on constate l'intégrité du revêtement épithélial des bronches : on voit que l'infiltration de cellules embryonnaires est si considérable qu'elle masque entièrement les autres éléments de la paroi bronchique. Même infiltration en beaucoup de points des parois alvéolaires : là aussi les éléments normaux semblent étouffés par la prolifération des jeunes cellules, surtout dans le voisinage des bronches, de la plèvre et de quelques travées interlobulaires. En beaucoup de points on retrouve sur les parois alvéolaires l'épithélium pulmonaire intact, grosses cellules arrondies et globuleuses (bien que l'enfant ait respiré), à contour nettement marqué et souvent même un peu épaissi. Du reste, il est évident que le travail inflammatoire est ici avant tout interstitiel : le contenu des alvéoles est peu abondant. Il se compose de cellules épithéliales desquamées, granuleuses ordinairement, quelquefois avec des reflets brillants semblables à ceux que donne la dégénérescence colloïde. Elles sont souvent agglomérées et forment un petit bloc compacte qui occupe le centre de la cavité alvéolaire.

Dans quelques alvéoles nous avons constaté nettement l'existence d'exsudats fibrineux, mais nous ne saurions dire s'ils ne sont pas la conséquence de petites hémorrhagies intra-alvéolaires : il s'en est produit, en effet, quelques-unes en plusieurs points. Ailleurs les alvéoles ne contiennent que des amas de granulations.

Les altérations vasculaires ne sont pas moins importantes : les vaisseaux sont presque tous envahis par les cellules embryonnaires à des degrés divers, principalement dans leur tunique adventice. Pour quelques-uns l'irritation porte aussi manifestement sur la tunique interne dont les noyaux sont plus saillants et plus nombreux.

Les espaces lymphatiques participent à ces altérations générales du système vasculaire; sous la plèvre, autour des gros vaisseaux, on les voit dilatés, remplis de cellules granuleuses et quelquefois d'exsudats fibrino-leucocytiques.

La plèvre est épaissie, ses vaisseaux sont dilatés, bourrés de globules sanguins. Sa trame conjonctivo-élastique est infiltrée de cellules embryonnaires, quelquefois de grosses cellules granuleuses. Les fausses membranes ne sont pas nombreuses ni épaisses à sa surface libre, mais ainsi que nous l'avons dit, il existe des exsudats fibrineux dans son épaisseur et notamment dans les fentes lymphatiques.

Nous avons pris pour donner cette description les coupes portant sur les points où les lésions étaient le moins avancées; en d'autres points, elles sont plus intenses, mais elles se présentent avec les mêmes aspects. Leur localisation par rapport aux éléments constitutifs du lobule devient seulement plus difficile, en raison de l'abondance et de la cohérence des éléments cellulaires.

En résumé, la description de ce fait diffère bien peu de celle d'une broncho-pneumonie subaiguë; nous avons observé, à la suite de la rougeole, de la fièvre typhoïde, de la diphthérie, des broncho-pneumonies subaiguës dont les lésions ne se distinguent pas de celles que nous venons de décrire par des traits bien essentiels.

Ce qu'il y a de particulier à la syphilis, c'est l'abondance moindre des exsudats et de la desquamation épithéliale, c'est la prédominance des lésions interstitielles, la tendance à une organisation plus rapide et à la sclérose, enfin l'intensité plus grande des lésions du système vasculaire. Cette tendance à l'organisation avait également beaucoup frappé Parrot, qui dit : la prolifération du tissu conjonctif interstitiel est le fait primitif et dominant, l'élément catarrhal est accessoire. Robin au contraire considérant la prolifération épithéliale comme le fait dominant, avait pensé à une induration épithéliomateuse du poumon. Nous croyons avec Parrot que les faits de ce genre sont de beaucoup les plus rares.

Comme on le voit, d'après les cas qu'il nous a été donné d'observer, on peut rencontrer les divers types de broncho-pneumonie syphilitique correspondant aux types analogues des broncho-pneumonies aiguës et subaiguës des autres maladies infectieuses. Nous ne les avons pas tous vus, c'est ainsi que notamment nous n'avons pas trouvé la forme à *noyaux disséminés* qui est décrite par les auteurs et qui est évidemment assez commune.

III. — Broncho-pneumonies avec hépatisation blanche sans dilatation des bronches.

De même pour les broncho-pneumonies de date plus ancienne, les variétés les plus communes ont fait défaut à nos recherches. Nous voulons parler de cette lésion qui nous semble devoir correspondre à la *carnisation* des broncho-pneumonies non syphilitiques, et qui a été désignée du nom d'hépatisation blanche (Virchow). Tantôt semée dans le poumon sous forme de noyaux disséminés, tantôt pseudo-lobaire, tantôt occupant la partie postérieure des poumons sous forme de bande, cette lésion présente une coloration grise, rose, ou mieux rose-saumon, suivant l'expression de Parrot. C'est cette forme qu'il rapproche le plus volontiers de la pneumonie lobulaire : la description qu'il en donne se rapporte, en effet, à toutes les broncho-pneumonies, quelle que soit leur origine. *Les lé-*

sions, dit Parrot, *occupent les parties déclives des lobes, en bande verticale, les lobules sont saillants, durs, distincts, d'une couleur grise ou rose-saumon.* C'est ce dernier caractère joint à l'intégrité relative des ganglions bronchiques, qui paraît à Parrot l'un des meilleurs signes différentiels. Nous n'insisterons pas davantage, mais nous croyons pouvoir dire avec MM. Paul et Emile Diday (1) que ces caractères ne sont pas suffisants pour établir des différences tranchées entre les pneumonies lobulaires de diverses natures et celles de la syphilis.

On observe même chez les mort-nés syphilitiques les deux variétés de broncho-pneumonie chronique si nettement distinctes d'après la prédominance des lésions dans les bronches ou dans le parenchyme pulmonaire. Nous venons de parler de cette variété la plus commune et partant, la plus étudiée. Nous n'y reviendrons pas et nous rappellerons seulement qu'elle peut, même chez les mort-nés syphilitiques, aller plus loin que la carnisation et aboutir à la formation de noyaux fibro-caséeux ou caséeux, véritables gommes qui en arrivent au ramollissement et à la fonte puriforme avec cavernes (Parrot). Ce sont ces lésions dégénératives si importantes et si caractéristiques qui justifient, à nos yeux, la distinction que nous avons établie entre cette forme et la précédente, laquelle n'en est pourtant qu'un degré moins avancé.

IV. Broncho-pneumonies avec dilatation des bronches.

Les cas dans lesquels les lésions se localisent principalement dans les bronches sont plus rares ou tout au moins ont été plus rarement signalés. D'après le fait remarquable que nous avons eu l'occasion d'étudier, leur évolution se rapproche beaucoup des broncho-pneumonies avec dilatation des bronches qui viennent compliquer parfois les maladies infectieuses et qui continuent à évoluer après leur guérison. Il y a des différences notables pourtant, et nous les signalerons au cours de la description.

(1) *Dict. Encyclopédique*, pages 600 et suiv. Art. *Syphilis*.

Obs. VI. — Ouint (Marie), 22 ans. Accouchement au 9e mois. L'accident initial n'a pas été remarqué : les premières manifestations secondaires ont été observées en avril 1885. La malade a fait deux séjours à l'hôpital (traitement spécifique).

Actuellement pas de manifestations syphilitiques. Accouchement à terme le 23 avril 1886. Très grande abondance des eaux de l'amnios. L'enfant, du sexe féminin, ne présente rien en apparence, si ce n'est un développement considérable de l'abdomen ; il est légèrement cyanosé ; pas de syphilides cutanées. Au moment de la naissance, il respire à peine ; on pratique la respiration artificielle qui ne donne pas de résultat : l'enfant fait toutes les deux ou trois minutes une longue inspiration, sorte de hoquet, et meurt au bout d'un quart d'heure environ.

A l'autopsie, le foie, la rate et les reins sont sains en apparence. Le péritoine renferme une grande quantité de liquide légèrement brunâtre. Les poumons offrent des lésions importantes.

Le lobe supérieur du poumon gauche a cinq ou six fois son volume normal et recouvre complètement le lobe inférieur. Sa surface offre de grosses vésicules ou poches saillantes qui le font ressembler à un rein kystique. Malgré l'épaississement de la plèvre on distingue facilement les cloisons qui les séparent. La coupe montre de grandes cavités ampullaires contenant un liquide fluide et un peu trouble : quelques-unes de ces cavités ont les dimensions d'une petite noisette, et paraissent arriver jusqu'à la plèvre.

D'autres sont beaucoup plus petites. Les cloisons qui les séparent sont ordinairement très minces. La surface de ces cavités est lisse. Il reste des portions de poumon à peu près saines au sommet du lobe et dans sa partie médiastine. Ces poches kystiques ne communiquenl pas toutes entre elles et paraissent se vider difficilement. Au hile du poumon les bronches paraissent normales ; la grosse bronche gauche est notablement plus longue que la bronche droite, probablemet à cause du poids du lobe kystique. C'est sans doute cet allongement qui amenait l'obstruction des bronches, car la lumière de celles que l'on peut inciser est libre. La trachée est normale. Le obe inférieur gauche, et les lobes du poumon droit sont tassés comme chez un enfant qui n'a pas respiré, mais ils paraissent normaux. — L'examen histologique du contenu des cavités kystiques a montré des èpithéliums cylindriques à cils vibratiles en grand nombre ; des cellules plates, rondes ou globuleuses d'épithélium pulmonaire, libres ou adhérentes en plaquettes ; des leucocytes en petit nombre, et des masses assez considérables de détritus granuleux.

Examen du lobe kystique. — Les coupes faites après durcissement dans l'alcool absolu et colorées au picro-carminate d'ammoniaque montrent que les lésions sont celles de la broncho-pneumonie chronique avec dilatation des bronches et sclérose progressive du parenchyme pulmonaire. Les bronches à cartilages et même quelques bronches intra-lobulaires ont résisté au processus dans une certaine mesure.

Elles sont un peu dilatées, déformées quelquefois, mais toujours facilement reconnaissables. Les gros vaisseaux qui les accompagnent sont également dilatés, et leur tunique adventice est considérablement épaissie. Du reste, tout le tissu conjonctif s'est beaucoup développé : dense et serré autour des vaisseaux et des bronches, il est beaucoup plus lâche à une certaine distance du hile. Partout il contient un grand nombre de cellules embryonnaires rondes et fusiformes, plus abondantes en certains points, surtout à la périphérie des vaisseaux.

Les altérations s'accentuent lorsqu'on arrive aux bronches intralobulaires et au parenchyme pulmonaire. Les bronches intra-lobulaires ne sont pas toujours reconnaissables : il existe de vastes espaces vides dont la périphérie est constituée par des alvéoles tassés : çà et là on retrouve parfois des vestiges de la paroi bronchique avec l'épithélium caractéristique, qui indiquent que l'on a sous les yeux une bronche dilatée et en grande partie détruite. Ailleurs il n'existe aucun vestige de la paroi, c'est seulement le vaisseau satellite de la bronche qui fait reconnaître la place qu'elle occupait ; elle est remplacée par un vaste espace à bords anfractueux constitués par les alvéoles pulmonaires. Enfin dans certains points, la bronche est seulement dilatée et déformée et l'on peut suivre ainsi les altérations progressives qui, commençant par la dilatation et la déformation des bronches, aboutissent en dernier terme à la formation de ces ampoules dont les parois sont formées, partie par les débris des parois bronchiques et partie par les alvéoles péribronchiques.

S'il y a travail d'ulcération, il ne s'observe pas ici avec la même netteté que dans les dilatations bronchiques d'une autre origine. Nous sommes portés à admettre qu'il a dû se produire en quelques points en raison de la constitution de la paroi des ampoules où l'on ne retrouve plus en beaucoup de points la paroi bronchique, mais seulement les cloisons des alvéoles tassés et refoulés. Il n'est pas rare de trouver dans l'épaisseur de ces parois des bronchioles acineuses qui n'ont pas été atteintes par le processus. Ce qui nous rend réservés au sujet du travail d'ulcération, c'est encore la grande quantité des épithéliums cylindriques à cils vibratiles constatés dans le liquide des cavités ampullaires. Le décollement des épithéliums empêche de reconnaître aussi facilement ce qui reste de la bronche dans la paroi de ces grandes cavités. Ici, en outre, le travail d'ulcération n'a pas les mêmes raisons de se produire que dans les autres broncho-pneumonies : le processus est surtout interstitiel, il atteint peu les surfaces épithéliales et se localise manifestement dans la trame conjonctivo-vasculaire, ainsi que cela paraît être la règle générale pour les broncho-pneumonies syphilitiques.

A un autre point de vue, l'examen de ce lobe est encore intéressant en ce qu'il nous prouve une fois de plus que c'est bien à la destruction des éléments contractiles qu'est due la dilatation des bronches. L'accumulation des produits de sécrétion ne joue son rôle que lorsque la paroi a déjà perdu de sa force de résistance. L'examen des autres portions du poumon, en *apparence saines*, va nous montrer les phases du début de cette dilatation.

Malgré une apparence extérieure tout à fait normale, l'examen histologique a montré des lésions déjà fort avancées. Nous insisterons un peu sur leur description, car elles nous donnent de précieux renseignements sur la manière dont peut évoluer le processus broncho-pneumonique dans ces circonstances.

Comme dans l'autre poumon, les bronches principales ont assez bien résisté au processus : elles sont peu dilatées et déformées. Leur tunique adventice est seule épaissie et infiltrée de jeunes cellules : l'épithélium est parfaitement conservé. Au contraire, les bronches intralobulaires sont dilatées : leurs contours sont anfractueux. Quelques-unes commencent même à prendre la disposition ampulliforme si accusée sur le lobe le plus malade. A leur périphérie, les alvéoles sont refoulés et comprimés. Cette dilatation porte souvent sur les bronches acineuses les plus fines.

Les parois des alvéoles ne sont pas en général très épaissies : leur revêtement épithélial est normal. Leurs cavités contiennent peu de cellules desquamées. En plusieurs points cependant la sclérose s'étend aux parois alvéolaires qui montrent sur leur coupe de nombreuses jeunes cellules rondes et fusiformes. En résumé, on peut dire encore ici que le processus est surtout interstitiel : nous en voyons témoigner cette intégrité relative des revêtements épithéliaux des bronches et des alvéoles. Ce qui le confirme mieux encore, c'est l'intensité du processus inflammatoire dans les espaces conjonctifs du poumon. Nous avons déjà signalé l'épaississement scléreux de l'enveloppe externe des bronches : la même lésion s'observe à un plus haut degré encore dans la tunique adventice des artères qui présente une épaisseur considérable. Les gros vaisseaux n'offrent pas de tendance à l'oblitération et les lésions de l'endartère sont peu importantes : il n'en est pas de même pour les petits vaisseaux : plusieurs sont oblitérés ou en voie d'oblitération par le fait de l'endartérite. *Les lésions des artères contrastent avec l'état des veines :* celles-ci sont au contraire très dilatées, remplies de sang ; leurs parois sont très épaissies ; le développement considérable du système veineux ne s'observe pas seulement au voisinage des bronches, mais aussi dans les espaces conjonctifs périlobulaires où ces dilatations des veines avec sclérose de leurs parois sont des plus remarquables : des hémorrhagies interstitielles se sont produites en plusieurs points, et sous la plèvre, et dans les espaces conjonctifs intra-pulmonaires. La sclérose si considérable des espaces périlobulaires s'étend aussi dans l'intérieur du lobule, sous forme de minces cloisons conjonctives périacineuses et interalvéolaires.

En résumé, nous nous trouvons ici en présence d'une broncho-pneumonie chronique avec sclérose, déformation et commencement de dilatation des bronches. Peu accusées encore sur les bronches à cartilages, les altérations prédominent dans les bronches lobulaires et intra-lobulaires ; elles diminuent de nouveau lorsqu'on arrive aux alvéoles qui participent beaucoup moins au processus. La sclérose prend un développement considérable dans tous les espaces conjonctifs péri-bronchiques et péri-lobulaires, autour des artères et des veines ; tandis que les artères tendent à s'oblitérer, les veines se congestionnent et se dilatent d'une manière remarquable.

Nous n'avons pas trouvé d'observation analogue dans la littérature de la syphilis du nouveau-né. Mais il faut convenir que les faits de bronchectasie diffuse et de bronchectasie télangiectasique signalés chez des fœtus et des nouveau-nés par M. Grawitz (1) ressemblent beaucoup à celui que nous avons observé. L'auteur ne parle que d'ectasies kystiques sans mentionner la syphilis comme cause de ces lésions qui peuvent, en effet, avoir une autre étiologie. Nous rapporterons l'observation principale du travail de M. Grawitz ; elle offre avec la nôtre une ressemblance remarquable.

Observation de M. Grawitz (résumée). — Femme multipare, 4e enfant. Aucun antécédent morbide et en particulier *pas de signes de syphilis antérieure.* Accouchement normal. Le fœtus fait quelques mouvements respiratoires, sans résultat.

L'aspect du cadavre offre certaines particularités. Sa couleur est livide foncé, les lèvres sont violacées. Sur le visage on remarque de nombreuses taches rouge bleuâtre dont beaucoup sont confluentes. Une coupe à ce niveau montre qu'il y a une infiltration hémorrhagique. Œdème portant surtout sur la moitié droite du corps ; le côté gauche est également atteint, mais à moindre degré.

Dans le péritoine liquide brun clair.

Poumon gauche entièrement atélectasié. Son volume est normal, les deux lobes sont réguliers, sa surface est humide, grenue ; rouge gris pâle. Plèvre vide.

Poumon droit normal dans ses deux lobes supérieurs, vide d'air. Le lobe inférieur, au contraire, offre au moins le volume d'un œuf de poule ; il représente un sac multiloculaire flasque, rempli d'un liquide clair et transparent. Une coupe faite dans la partie la plus élevée du sac montre près du hile un reste de tissu pulmonaire atélectasié, représentant une sorte de capuchon. La plèvre recouvre également ces deux parties ; à la périphérie de cette coupe on remarque quelques petites bulles du volume d'un alvéole quelque peu dilaté, et qui servent de transition entre la partie saine et la partie kystique. La paroi est épaisse de 1/2 centimètre, souple au toucher, et un peu rude ; elle est constituée par du tissu pulmonaire até-

---

(1) Grawitz. Arch. f. path. Anat. und Phys., t. LXXXII, p. 217.

lectasié, au voisinage du capuchon ; au niveau du lobe inférieur, elle est mince comme une feuille de papier. Sa surface est gris clair, lisse et humide. Du hile partent des lignes ramifiées dichotomiquement (qui paraissent des lymphatiques dilatés), lesquelles se rendent vers le fond du sac.

Dans la cavité pleurale un peu de liquide libre, pas d'adhérences.

Au niveau de la portion amincie de la paroi on excise un petit fragment ; on insuffle avec un tube, sans que l'air s'échappe par les bronches : la paroi est alors soulevée par une série de saillies molles qui forment des kystes, dont le volume varie d'un pois à une noisette.

On peut suivre les grosses bronches jusqu'à la poche *polykystique*. La pièce est mise à durcir dans l'acide chromique. Le liquide recueilli frais et examiné contient des détritus albuminoïdes finement grenus, des noyaux libres et de nombreuses cellules brillantes.

Le fragment excisé est recouvert d'épithélium cubique stratifié à cils vibratiles.

Diagnostic. Ascite et anasarque. — Hydrothorax droit. — Hémorrhagies de la peau. — Hémorrhagie méningée. — Bronchectasie kystique du lobe inférieur du poumon droit. — Cyanose généralisée.

D'autre part, M. Hiller (1) admet que la bronchectasie est un fait commun dans la syphilis et croit même que les prétendues cavernes de la phthisie syphilitique ne sont le plus souvent que des dilatations bronchiques.

D'autres auteurs, MM. Lancereaux (dès 1864), G. Homolle, Jullien, Sée et Talamon, Sokolowsky (2) insistent aussi sur l'importance des lésions bronchiques et broncho-pneumoniques dans la syphilis de l'adulte. Notre observation de dilatation kystique des bronches, tout en complétant à notre point de vue la description de la broncho-pneumonie syphilitique du nouveau-né, ne doit donc pas être considérée comme un fait anormal dans l'histoire de la syphilis pulmonaire. Ce qui est rare, c'est de voir, en pareilles circons-

(1) Hiller. Ueber Lungensyphilis und syphilitische Phthisis (Charité Annalen, IV Jahr., p. 184).

(2) Sokolowsky. Ueber Luetische Phthisis (Deutsch. med. Woch., 1883).

tances, la bronchectasie atteindre ces proportions remarquables ; ce qui est rare aussi, c'est de voir la localisation des lésions d'emblée aussi fortement établie sur l'arbre bronchique, alors qu'elles atteignent moins le parenchyme.

LÉSIONS DE LA SYPHILIS PULMONAIRE AUX DIFFÉRENTS AGES.

L'évolution régulière de la syphilis, si remarquable chez l'adulte, subit cependant des modifications bien fréquentes. Chez le fœtus et le nouveau-né, l'évolution périodique est encore plus profondément bouleversée. Les lésions viscérales évoluent parallèlement aux lésions cutanées et paraissent même les précéder fréquemment. C'est une infection générale, qu'on a sous les yeux et qui procède en atteignant tous les tissus, mais *parfois sans déterminer des lésions apparentes*. Comme dans la plupart des maladies infectieuses, et à peu près suivant le même processus, les voies aériennes et les poumons sont atteints. La syphilis produit une broncho-pneumonie, qui, par son caractère et son évolution, se rapproche singulièrement des broncho-pneumonies des maladies infectieuses.

Nous n'avons pas à insister de nouveau sur les caractères différentiels qui sont propres à la broncho-pneumonie syphilitique. La tendance à l'organisation scléreuse rapide, les altérations des vaisseaux, l'intensité moindre des lésions épithéliales, etc... suffisent à lui donner une physionomie spéciale.

Elle peut être encore plus franchement accusée chez le fœtus que chez le nouveau-né qui a vécu quelques jours, et chez lequel les microbes introduits par la respiration ou la déglutition peuvent, jusqu'à un certain point, dénaturer le processus (1). Chez le fœtus, c'est l'infection syphilitique qui seule détermine les lésions.

---

(1) Voir sur ce sujet les thèses de M. Darier (De la broncho-pneumonie dans la diphtérie, Paris, 1885), et de M. Dubreuilh (De la broncho-pneumonie cholérique, Paris, 1885), et enfin les recherches nouvelles de M. Darier (Soc. de Biol., 1885). Nous avons aussi recherché des microbes dans les sécrétions

Nous n'établirons qu'une rapide comparaison entre la syphilis pulmonaire du fœtus et la syphilis pulmonaire aux différents âges. Ainsi que l'a fait remarquer Parrot, elle prend plus nettement l'aspect broncho-pneumonique *chez les enfants qui ont respiré*. La distension du poumon rendant les lobules plus distincts, les noyaux de broncho-pneumonie apparaissent plus facilement soit à la surface, soit dans la profondeur du poumon. Mais la lésion offre en somme les mêmes caractères et la même évolution. Il faudra déterminer encore sans doute l'action des microbes introduits par la respiration ou la déglutition dans les voies aériennes, et savoir si cette action ne peut pas s'exercer de manière à modifier profondément les lésions.

On peut dire que, sauf rares exceptions, la syphilis pulmonaire de l'adulte est à la syphilis pulmonaire du fœtus et du nouveau-né ce qu'est la syphilis elle-même, envisagée d'une manière générale, à ces deux âges. Chez le fœtus et le nouveau-né elle se comporte souvent comme une maladie infectieuse à évolution aiguë ou subaiguë, elle provoque des inflammations diffuses de tous les organes, de la peau, des muqueuses, particulièrement de la muqueuse des voies aériennes et du parenchyme pulmonaire. Chez l'adulte, tout en conservant les mêmes caractères généraux, la syphilis ne se comporte plus que très rarement comme une maladie infectieuse à déterminations rapidement généralisées et profondes. Les faits de *broncho-pneumonies aiguës syphilitiques* (1) chez l'adulte sont possibles, mais il faut reconnaître que les cas publiés jusqu'ici sont

---

bronchiques d'un fœtus expulsé au sixième mois environ de la grossesse et dont voici l'observation en quelques lignes. — Guyon (Eva), 22 ans ; avortement vers le 6e mois de la grossesse après des métrorrhagies abondantes, la syphilis ne datant que d'un mois et demi environ. Le fœtus expulsé vivant a vécu pendant une dizaine d'heures. Deux heures après la mort, l'autopsie est faite ; tous les organes sont sains en apparence. On recueille du mucus bronchique qui, après dessiccation, est coloré avec le violet d'Hoffmann : il contient des petits groupes peu nombreux de microcoques et de diplocoques.

(1) Consulter la thèse de Carlier. Etude sur la Syph. pulm., Paris, 1882.

peut-être discutables et d'ailleurs peu nombreux. C'est plutôt à la période dite tertiaire que la syphilis menace le poumon ; or, à ce moment, elle se comporte comme une maladie infectieuse à déterminations chroniques, à foyers inflammatoires disséminés ; du côté des voies aériennes, elle produira des laryngites, des trachéo-bronchites, des gommes disséminées dans le poumon. A cette période pourtant, on retrouve encore nettement le processus broncho-pneumonique dans les manifestations pulmonaires de la syphilis.

Georges Homolle, dont nous partageons absolument l'opinion, admet même chez l'adulte à peu près les mêmes variétés que chez l'enfant. Il ne parle pas des cas à marche rapide, mais il reconnaît une forme de *broncho-pneumonie desquamative très analogue à la pneumonie blanche des nouveau-nés syphilitiques.* Cette variété, jointe à l'*altération identique à l'induration brune* dont il parle, nous semble correspondre à la carnisation des broncho-pneumonies non syphilitiques : dans ces cas, les lésions du parenchyme semblent prédominer.

Il admet aussi une *broncho-pneumonie scléreuse sans nodules caséeux ou gommeux.* C'est la broncho-pneumonie avec prédominance des lésions bronchiques, dans laquelle des manchons fibreux se formant autour des bronches de moyen calibre et autour des bronchioles, déterminent des sténoses et plus souvent des ectasies.

Enfin il admet une *broncho-pneumonie scléro-gommeuse*, la variété la plus commune peut-être de la syphilis pulmonaire de l'adulte et certainement celle qui a été la plus étudiée. Cette forme peut prendre une grande extension, mais il est rare qu'elle affecte l'ensemble de l'appareil broncho-pulmonaire, en raison de la lenteur du développement des noyaux gommeux. Ordinairement ils se développent isolément, avec une certaine indépendance ; ils prennent les caractères des inflammations avec dégénérescence caséeuse et leurs caractères histologiques ressemblent à ceux des noyaux de tuberculose.

Nous ne voulons pas nous arrêter davantage sur ce parallèle qui mériterait de plus amples développements appuyés sur des recherches spéciales. Il nous semble qu'on peut dire, sans forcer les analogies, que la syphilis pulmonaire est à peu près identique aux différents âges. Elle réalise, avec des modifications qui lui sont propres, le processus des inflammations broncho-pneumoniques commun à toutes les maladies infectieuses aiguës ou chroniques, rougeole ou diphtérie, tuberculose ou syphilis.

Paris. — A. PARENT, imp. de la Fac. de méd., A. DAVY, succ.
52, rue Madame, et rue Corneille, 3.

www.ingramcontent.com/pod-product-compliance
Ingram Content Group UK Ltd.
Pitfield, Milton Keynes, MK11 3LW, UK
UKHW020228200726
13856UKWH00004B/1658